DU ROLE RESPECTIF

DE LA

CHIRURGIE

ET DE LA

MÉDICATION THERMALE

BROMO-SODIQUE FORTE EN GYNÉCOLOGIE

PAR LE

Dʳ F. GUYENOT

Ancien interne des Hôpitaux de Lyon,
Ancien Chef de Clinique médicale à l'École de Médecine de Lyon,
Médecin honoraire des Hôpitaux civils de Lyon,
Membre honoraire de la Société des Sciences médicales de Lyon,
de la Société médico-chirurgicale des Hôpitaux,
Correspondant national de la Société d'Hydrologie de Paris,
de la Société de Thérapeutique de Paris, etc., etc.

MÉDECIN DES EAUX DE SALINS

à *Hyères l'hiver*

VICHY

IMPRIMERIE A. WALLON

—

1893

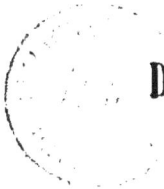

DU ROLE RESPECTIF DE LA CHIRURGIE

ET DE LA

MÉDICATION THERMALE BROMO-SODIQUE FORTE

EN GYNÉCOLOGIE

DU ROLE RESPECTIF

DE LA

CHIRURGIE

ET DE LA

MÉDICATION THERMALE

BROMO-SODIQUE FORTE EN GYNÉCOLOGIE

PAR LE

D' F. GUYENOT

Ancien interne des Hôpitaux de Lyon,
Ancien Chef de Clinique médicale à l'Ecole de Médecine de Lyon,
Médecin honoraire des Hôpitaux civils de Lyon,
Membre honoraire de la Société des Sciences médicales de Lyon,
de la Société médico-chirurgicale des Hôpitaux,
Correspondant national de la Société d'Hydrologie de Paris,
de la Société de Thérapeutique de Paris, etc., etc.

MÉDECIN DES EAUX DE SALINS

à Hyères l'hiver

꧁꧂

VICHY

IMPRIMERIE A. WALLON

—

1893

DU ROLE RESPECTIF.

DE LA

CHIRURGIE

ET DE LA

MÉDICATION THERMALE BROMO-SODIQUE FORTE

EN GYNÉCOLOGIE

En présence de l'inanité si fréquente des traitements médicaux dans la cure des affections génitales de la femme, nous avons vu la chirurgie s'y substituer et, il faut le reconnaître, au grand avantage des malades. On ne doit cependant pas admettre pour cela qu'il est suffisant d'atteindre la lésion anatomique. L'état général, l'idiosyncrasie, la résistance du sujet ne sont pas améliorés par l'intervention armée. L'opportunité de les amender reste aussi formelle; l'obligation de soutenir le sujet, d'aider la formation du néoplasme après l'acte chirurgical et le retour fonctionnel, de mettre enfin l'organisme à même de suffire aux frais d'un tel effort sont peut-être encore plus exigibles qu'autrefois. Et si l'impuissance trop fréquente de la cure exclusivement médicale en gynécologie a été largement démontrée par la pratique de la génération qui nous a précédés, nous aurions également tort de nous restreindre à l'intervention chirurgicale exclusive.

C'est pour contribuer à déterminer la part qu'on doit accorder à ces deux ordres de moyens que je viens

aujourd'hui essayer de préciser plus strictement qu'on
ne l'a fait jusqu'ici ce qu'on doit demander, d'une part,
à la chirurgie, de l'autre, à la cure thermale par les
bromo-sodiques fortes qui m'a rendu les plus signalés
services durant une pratique de vingt-quatre ans à
Salins-du-Jura, laissant volontairement de côté l'étude
d'autres agents thérapeutiques, dont j'admets volontiers
l'action bienfaisante, si loin, en réalité, de la merveilleuse
efficacité qui caractérise la médication saline, si puissamment résolutive et si reconstituante à la fois. J'ai conscience
de n'avoir rien affirmé dans ce travail qui n'ait été
fréquemment obtenu devant moi, et ceux qui voudront
bien me lire ne tarderont guère à se convaincre que j'ai
largement fait la part de la chirurgie moderne et proclamé
bien haut les conquêtes que l'asepsie lui a fait faire en
gynécologie.

La vie utérine ne s'affirme guère, à proprement parler,
qu'au début de la puberté. La menstruation qui va la
confirmer est loin de s'établir toujours facilement.
L'aménorrhée, qui caractérise le retard de la nubilité, est
le plus souvent consécutive à cette forme classique de
chlorose qu'on désigne volontiers sous le nom d'anémie
des adolescents.

Il n'est pas besoin d'insister sur les bienfaits des eaux
bromo-sodiques fortes en pareil cas, elles triomphent
alors même que le fer et les toniques restent impuissants;
et quand la malade est lymphatique avec éréthisme
nerveux, elles deviennent exclusivement applicables en
raison de l'excitation produite soit par la mer, soit par
l'hydrothérapie ordinaire. C'est à l'action sédative du
bromure qu'il est juste d'attribuer cette tolérance pri-
vilégiée.

Si l'âge a dépassé la moyenne de la puberté et que

l'absence des règles persiste chez une jeune fille dont le corps est retardé dans son développement, on devra soupçonner un utérus infantile dont la persistance deviendrait plus tard une cause de dysménorrhée, voire même de stérilité, et il sera toujours bon d'insister sur la douche abdominale, sur la natation et les exercices corporels.

Une autre forme peut se présenter, due à l'imperforation de l'hymen et à l'accumulation au-dessus de l'obstacle du sang menstruel. Des malaises particuliers, avec tension du bas-ventre allant quelquefois jusqu'à simuler une tumeur abdominale, mettront sur la voie. Inutile d'ajouter qu'ici le débridement s'impose et qu'il n'y a pas à hésiter, sitôt vérification faite. Pour faire disparaître tout de suite les accidents et l'anémie pour ainsi dire septique qui l'accompagne, les dépuratifs, les reconstituants et la cure saline seront toujours indiqués.

Quand l'aménorrhée se produit chez une femme préalablement réglée, toutes autres sont les conditions. La multiplicité des causes possibles rend le diagnostic fort délicat. L'idée qui surgit spontanément, la première, est presque toujours un soupçon de grossesse, qu'il sera bon de taire jusqu'à plus ample informé. Tout en évitant l'emploi fort inutile de la sonde utérine et de toute manœuvre qui risqueraient de provoquer un avortement, on procédera à un examen direct qui renseignera suffisamment s'il n'est pas trop hâtif ou aidera en tout cas, s'il ne permet pas une conclusion ferme, à éclairer la conduite à tenir. Passé le troisième mois, le bain salé, s'il n'est ni trop long ni trop chaud, contrairement à l'opinion en cours, peut être pris en série et profiter largement à l'enfant et à la mère, surtout si cette dernière est une anémique lymphatique.

L'étude des autres aménorrhées de la femme ne doit

pas être séparée de l'examen des lésions qui les causent.

Sans être complètement absentes, les règles peuvent être rares, difficiles, douloureuses, en un mot, produire la dysménorrhée.

Chez la jeune fille, la douleur peut précéder l'apparition du sang et se prolonger pendant toute l'époque. Cette forme est due à une congestion passive des annexes, très fréquemment produite par une lymphadénite peri-utérine simple ou tuberculeuse. L'administration du fer l'exaspère; elle réclame les antiphlogistiques et, dans l'intervalle des époques, l'emploi résolutif des eaux-mères. Si, au contraire, les phénomènes douloureux ne persistent pas après l'apparition du sang, c'est aux modificateurs de tout l'organisme qu'il faudra s'adresser. Mais si la douleur s'est prolongée quand même durant toute la période, on a de grandes chances de se trouver en présence d'une atrésie du canal du col, à laquelle il faut remédier directement lorsque l'intensité des symptômes arrive à réclamer impérieusement cette intervention, qu'on doit toujours différer le plus possible.

Les raisons de cette temporisation n'existant plus chez la femme, l'examen direct doit toujours précéder le traitement.

Il est encore une espèce de ménorrhagie qu'on rencontre chez des jeunes filles de belle apparence physique, le plus souvent très tôt réglées. Ces métrorrhagies se prolongent et surviennent même en dehors des époques : ce sont de véritables épistaxis utérines, chez des hémophylles, qui ne diffèrent que par le siège et l'abondance des épistaxis nasales des jeunes garçons également hémophylles. On voit ces derniers guérir très facilement à Salins, tandis que la cure est plus lente à obtenir chez les filles, soit que l'hémorrhagie se montre plus sévère chez elles ou que l'effort de l'organisme, pour réaliser la puberté, les place relativement dans une infériorité de résistance. La question est de les soutenir assez jusqu'à l'augmentation de la richesse et de la plasticité du sang; car quand on n'y parvient pas, la déchéance organique s'accentue, le terrain devient propice à la prolifération du bacille de Koch et la tuberculose à laquelle ces malades semblent prédestinées termine la scène pathologique. On ne saurait trop insister sur les résultats désastreux de la médication martiale qui n'a jamais fait que congestionner l'utérus et augmenter l'hémorrhagie. L'emploi éclairé des bromo-sodiques fortes reste incontestablement la médication héroïque de l'hémophyllie.

Il existe une dysménorrhée bizarre qui a beaucoup exercé la sagacité des auteurs : dysménorrhée membraneuse ou pseudo-membraneuse, car les opinions se sont en fin de compte rangées sous ces deux bannières. Pour les uns, la membrane expulsée est formée de lambeaux de la déciduale utérine reconnaissable aux empreintes de l'arbre de vie et à ses villosités ; pour les autres, c'est une fausse membrane surajoutée à la muqueuse utérine et tout à fait adventice. D'après ce que j'ai pu voir, ces deux interprétations sont vraies indubitablement.

J'ai, en 1872, publié une observation très circonstanciée de la forme pseudo-membraneuse chez une hystérique herpétique qui fut guérie par l'administration méthodique des eaux de Salins. Elle devint enceinte après et eut un enfant qui vit encore. Mais depuis j'ai rencontré un bien plus grand nombre de faits de l'autre variété, certainement produits par l'évolution à travers l'utérus, d'un ovule, dont la nidation était caduque faute d'une

suffisante vitalité ou par suite d'une fécondation rendue
imparfaite par surmenage ou plus souvent par syphilis
antérieure. L'histoire des malades qui devenues veuves
virent cesser l'expulsion des membranes et remariées
eurent des grossesses normales en est la preuve irrécu-
sable. Ces faits de véritables fausses-couches menstruelles
sont de nature à inspirer une salutaire circonspection
avant de songer à l'ablation des trompes et des ovaires
qui, même réussie, n'en a pas moins desexué une femme
que la clinique démontre pouvoir guérir sans cette muti-
lation. Une cautérisation intra-utérine avec toutes les précautions antiseptiques, à l'aide du crayon de sulfate de
cuivre, qui, à demeure, n'a pas l'inconvénient d'amener
une atrésie du canal du col comme celui de chlorure de
zing, doit suffire ; si elle échoue, l'abstention la plus
absolue du mari deviendra la seule ressource pour éclairer
en même temps le diagnostic hésitant entre les deux
espèces et amener la cure que la modification substitutive de la déciduale n'a pu produire. La spécificité des
eaux de Salins contre l'herpétisme lymphatique et la
syphilis en impose concurremment l'usage.

La subinvolution utérine incomplète à la suite des
grossesses et des fausses-couches par défaut de repos
suffisant est la cause la plus fréquente de métrites paren-
chymateuses. Alors que la régression physiologique se
fait mal, l'utérus reste lourd, sécrétant continuellement
un écoulement leucorrhéique abondant, en dehors des
règles devenues plus longues, plus fréquentes. Les
malades arrivent, n'ayant plus que quelques jours de libres
par mois, à ne pouvoir quasi plus marcher ; les ovaires
congestionnés tiraillent, en effet, par le plexus ovarien
distendu les anostomoses rénales, de façon à rendre tout
mouvement douloureux. Cette immobilité exagère encore

l'anémie par déperdition, qui ne tarde pas à se compliquer d'accidents nerveux, à moins qu'ils ne soient conjurés par un traitement local et général rationnel et sévère. L'obligation du repos et du décubitus dorsal est nécessaire pendant la première phase; puis, lorsqu'on a obtenu déjà une résolution locale suffisante par les révulsifs, il faudra s'adresser à la médication bromosodique qui enrichira le sang, remontera l'organisme en même temps qu'elle contribuera puissamment à achever la régression. Jamais ainsi le succès ne fait défaut, à condition toutefois de proscrire absolument l'emploi de la douche utérine et de l'injection animée d'une pression quelconque, moyens désastreux qui non seulement congestionnent encore plus les organes auxquels ils s'adressent, mais, par le transport de produits septiques dans la cavité intra-utérine, risquent en outre de rendre infectieux un processus qui ne l'était pas. Car si l'endométrite est si souvent microbienne, c'est d'ordinaire par le transport du germe pathogène gonocoque, strétocoque ou autre venu du vagin son habitat de prédilection. Une fois dans la place, ce germe pathogène y pullule plus ou moins, amène par irritation inflammatoire d'abord la chute de l'épithélium de la déciduale, puis par continuité celle du revêtement ciliaire de la trompe devenant alors perméable, bientôt infectée et, par suite, éminemment bien préparée pour réaliser ces salpingites à répétition, désespoir des malades et des médecins. Guéries momentanément, ces affections, sous l'influence d'une cause quelconque capable d'abaisser la résistance de l'organisme, réapparaissent portant avec elles la menace soit d'une péritonite, soit d'un abcès qui devra se faire jour tantôt dans le péritoine, tantôt dans le rectum tantôt dans le vagin ou dans la vessie.

En 1883, j'avais déjà, dans un mémoire présenté à la Société d'hydrologie de France, sur la douche intempestive, signalé avec insistance les dangers de la douche utérine; la bactériologie n'a fait que rendre plus fondés les reproches adressés à ce procédé hydrothérapique dont les méfaits sont incontestables aujourd'hui. Les conséquences précédemment signalées ne sont pas les seules, car le dépouillement ciliaire de la trompe ainsi rendue perméable est encore la cause unique absolument nécessaire à la production des grossesses extra-utérines, qui commencent toutes par être tubaires.

Il faudra donc s'efforcer de prendre toutes les précautions pour éviter l'infection dans les endométrites et les salpingites simples ne réalisant pas de pus ou en fournissant de stérile. Ce sont celles-là qui trouvent dans une cure saline bien dirigée une guérison qui persiste. Tandis que dans les infectieuses, ce n'est qu'après la cautérisation substitutive de l'endometrium, où la laparotomie avec ablation des organes malades trompe et ovaire, qu'on pourra compter sur la cure définitive. L'intervention devra même être d'autant plus hâtive que le diagnostic hésitera davantage avec la cellulite des para ou péri métrites — parce qu'il n'est pas possible de prévoir exactement où l'abcès menaçant se fera jour — parce que, d'autre part, le drainage post-opératoire préservera des fistules et des adhérences qui, dans les meilleures terminaisons spontanées, brident l'utérus enserré dans un exsudat lymphatique, de manière à entraver et sa mobilité et ses fonctions. Mais si le pus s'est déjà fait une voie spontanément, comme l'orage est conjuré, on peut prendre son temps et modifier la conduite à tenir. Avant de recourir au débridement consécutif, qui devra toujours être pratiqué par incision abdominale, on devra tenter l'application des eaux-mères en compresses et en injections dans le trajet fistuleux. J'ai si souvent ainsi obtenu d'abord l'asepsie de la poche et sa cicatrisation, puis celle de la fistule ainsi qu'une résolution de l'exsudat capable de réaliser une mobilisation suffisante à la rigueur, que je considère cet essai comme moralement obligatoire, étant donné qu'en cas d'insuccès il est toujours temps de procéder au débridement sus-vaginal.

Ces considérations peuvent en grande partie s'appliquer aussi aux hématocèles retro-utérines, à condition toutefois de s'en tenir à la division de Bernutz : en hématocèle vraie ou intra-péritonéale, et fausse ou extra-péritonéale, d'autant que toutes les classifications proposées depuis n'ont fait qu'embrouiller la question. Les extra-péritonéales, de beaucoup les plus fréquentes, consistent dans un épanchement intra-tubaire de sang extra-vasé par rupture de la paroi de la trompe, dans l'épaisseur des feuillets du ligament large, quelle que soit d'ailleurs la cause de cet épanchement, commencement de grossesse ectopique ou simple arrêt de l'écoulement menstruel. Toujours la collection sanguine reste enkystée dans les feuillets ligamenteux, et la résorption s'en effectue spontanément, progressant plus ou moins vite suivant qu'une médication appropriée lui vient en aide. Ce sont là les hématocèles dont l'influence résolutive des eaux de Salins triomphe toujours sûrement. Mais lorsque les parois amincies du feuillet ligamenteux cèdent par distension et qu'une deuxième rupture, intra-péritonéale cette fois, a lieu, c'est l'hématocèle vraie de Bernutz qui se produit, et la gravité de la situation était telle avant la laparotomie que la mort était fatale. L'hémorrhagie ne s'arrête pas, en effet, dans la cavité péritonéale comme dans une cavité close, et sa persistance en dehors même de la péritonite suffit à expliquer sa gravité ; il importe donc au plus haut degré de pouvoir bien établir à laquelle des deux formes on se trouve avoir affaire. En dehors des commémoratifs, il faudra toujours se rappeler que la collection sanguine affecte dans l'extra-péritonéale des contours assez bien limités, tandis que dans l'intra-péritonéale on ne sent pas de tumeur définie : l'utérus est repoussé en avant dans la première, et là proéminence pâteuse fait saillie sur un côté de l'abdomen. Rien de semblable dans la seconde, qui s'accompagne presque toujours de fréquentes lipothymies dues à la continuation de l'écoulement du sang ; dans cette dernière, la laparotomie hâtive s'impose et la statistique prouve qu'on sauve ainsi la grande majorité des malades autrefois vouées à une mort inéluctable. Lawson Tait a publié une statistique de 40 succès sur 42 opérées.

L'éloquence de pareils chiffres dispense de tout commentaire et proclame bien haut l'importance des services rendus par la chirurgie abdominale antiseptique.

L'étude des lésions de l'ovaire ne lui est pas moins favorable, comme le prouve ce qui suit.

La circulation ovarienne peut être troublée par congestion ou par ischémie ; dans le premier cas, les troubles précèdent l'époque ; dans le second, ils persistent pendant toute sa durée. Les phénomènes congestifs sont soulagés par l'administration des sels potassiques, les révulsifs énergiques. Mais pour conjurer le retour des crises douloureuses rien n'est plus efficace que la cure par les eaux bromo-sodiques comme Salins, riches en sels de potasse et reconstituantes. Seulement, il n'est pas trop en pareille occurrence de toute l'autorité du médecin pour imposer le repos général et celui des organes malades sans lequel on s'expose à de cruelles déceptions. A ce point de vue, la cure thermale a l'avantage inappréciable de soustraire la malade aux sollicitations de tout genre de son milieu habituel, ce qui est loin d'être indifférent.

L'ovarite congestive se produit souvent dans le décours des exanthèmes fébriles, variole, rougeole, scarlatine. Une sclérose interstitielle succède à la congestion, qui avait fait naître une ovaro salpingite absolument analogue aux orchites qui se déclarent durant les oreillons chez les garçons. La transformation scléreuse de l'ovaire peut amener des adhérences des trompes, leur atrophie, pendant que se creusent dans le tissu cirrhotique des cavités qui deviendront plus tard le point de départ de kystes ovariens. L'urgence d'une prompte intervention découle de la marche de ce processus. Réveiller l'innervation, stimuler la circulation pour empêcher la stase sanguine, tel est l'objectif à atteindre, si l'on ne veut être amené plus tard à supprimer des organes dont les fonctions sont abolies et qui ne sont plus qu'une occasion de souffrances intolérables. L'électricité, la balnéation dans les eaux bromo-sodiques fortes, des révulsions locales devront être mises en œuvre énergiquement. — La limite de l'efficacité de ces précieux agents correspond juste au moment où les règles, d'abord plus abondantes, sont devenues presque nulles, ce qui se produit au fur et à mesure qu'augmente la cirrhose. Une douleur constante dans le pli de l'aine, le plus souvent à gauche, quelquefois des deux cotés, tourmente alors ces malades. Par le toucher, on perçoit dans le cul de sac postérieur les ovaires procidés ; ils donnent une sensation d'augmentation de volume et de densité très marquée. Un peu plus tard, cette sensation peut être remplacée par la perception d'une tumeur fluctuante, par hydro-salpinx : variables terminaisons avec le kyste avéré ou la sclérose confirmée, qui ne sont plus justiciables que de l'ablation des annexes, alors que déchus de leurs fonctions ces organes ne servent plus qu'à réduire à l'état d'infirmes pour la vie ces pauvres malades.

Cette ablation unilatérale ou double suivant la lésion rend ici un service tellement signalé qu'il faut proclamer bien haut son importance, affirmée du reste avec un enthousiasme sans bornes par les opérées qui ont pu reprendre la vie de tout le monde après en avoir été si longuement et si cruellement privées.

Dans les affections qui précèdent, nous avons vu la muqueuse utérine ou tubaire presque toujours être le point de départ de la lésion. Les altérations anatomiques du revêtement interne de l'appareil génital ne sont pas la cause unique des désordres, le tissu utérin en a sa part, qui réclame une recherche tout aussi attentive. Pour bien en saisir la marche, quelques détails de structure sont nécessaires.

Si avec un grossissement suffisant on examine une coupe transversale de tissu utérin au moment de la menstruation, on voit de nombreux follicules clos dépourvus de leur épithélium, puis un feutrage de fibres très fines de tissu conjonctif formant de longs faisceaux analogues à ceux qu'on rencontre dans les tissus adénoïdes; enfin, la fibre lisse musculaire. Il y a dans cette contexture une grande analogie avec celle des glandes vasculaires sanguines, avec le tissu de la rate, par exemple. La muqueuse est criblée de follicules dont l'ensemble forme un tissu spongieux protoplasmique qui remplace le réseau lymphatique absent que la station debout eût du reste empêché de fonctionner. C'est ce tissu qui doit présider au renouvellement de la déciduale, à la formation du placenta, ce sont ces nombreux vaisseaux dont est pourvu ce tissu lymphoïde qui fournissent l'apport sanguin nécessaire à la fonction, et sa vascularisation exagérée qui devient le point de départ des tumeurs myomatiques et fibreuses. Dans cette couche adénoïde, par congestion chronique ultérieurement, va se produire la sclérose des vaisseaux, l'atrophie des fibres lisses qui permettra plus tard, en raison de la moindre résistance des parois, la production, par une excitation vaso-motrice altérée, de ces hémorrhagies par diapédèse, si fréquentes, si rebelles, dont je ne sache pas qu'on ait jamais fourni une explication plus satisfaisante.

Cette structure lymphoïde des tissus utérins et des fibro-myomes explique pourquoi les eaux bromo-sodiques réussissent si bien tant à diminuer le volume de ces tumeurs qu'à faire cesser les hémorrhagies. Elles expliquent également le succès de l'électricité. C'est par l'action élective sur le système lymphatique qu'agissent les premières, par la stimulation vaso-motrice des courants modérés que réussit la seconde. Pas n'est besoin pour y parvenir d'employer les grandes intensités mises en usage et vantées plus qu'elles ne le méritent; on n'a pas craint, en effet, d'aller jusqu'à 250 et 300 milli-ampères, sans s'arrêter devant le danger qu'une simple interruption brusque pouvait faire courir, et l'on a exagéré tellement les résultats de cette électrolyse intra-utérine, que je n'ai pas pu constater, en vingt-quatre ans d'exercice à Salins, où je vois chaque année une centaine de fibromes, une seule amélioration sérieuse obtenue par cette méthode; tandis que je ne suis plus à compter les névralgies utérines plus ou moins rebelles, les utérus irritables, suivant l'expression anglaise, pro-

duits par cette imprudente application, qui serait bien
plus désastreuse si l'utérus n'était pas si bon enfant.

Les courants de moyenne intensité arrêtent même
mieux les hémorrhagies, et cela se voit surtout quand il
s'agit d'obtenir une hémostase rapide. Toutefois, la cure
méthodique par les bromo-sodiques fortes donnent des
résultats tellement merveilleux que rien ne peut y
suppléer ; c'est surtout dans cette forme, désignée sous
le nom de fibrome mou œdematié, que j'appelle sim-
plement vasculaire, parce que cette dénomination rappelle
mieux sa nature et explique les variations de volume
subies, suivant qu'on est plus ou moins proche du processus menstruel, qu'on obtient les plus beaux résultats et
les plus rapides. On n'a pas de peine à comprendre que
là où le tissu fibreux domine ou devient presque exclusif
la résolution ne peut plus se produire que dans l'exsudat
conjonctif qui n'a pas atteint ce degré de transformation.

Dès lors, on ne doit plus espérer qu'une diminution
relative, suffisante d'ordinaire pour supprimer cependant
les symptômes de voisinage, parmi lesquels la cons-
tipation est presque toujours le plus tenace, et diminuer
les hémorrhagies exceptionnelles dans cette forme, que
j'appelle sèche par opposition à la précédente.

Il est urgent de signaler ici les dangers de l'emploi du
seigle ergoté et de l'ergotine si préconisés, tant comme
hémostatiques que comme agents de régression de la
tumeur. Comme hémostatiques, ils excitent la contraction
de la fibre lisse ; mais cette fibre est enserrée dans
l'exsudat hypertrophique et ne peut plus se raccourcir ;
le médicament échoue donc dès que la formation néo-
plasique a augmenté le volume utérin sensiblement.
Comme agent résolutif, l'expérience en a surabondamment prouvé l'inanité. Mais ce qu'on n'a pas assez dit,

c'est que l'emploi prolongé de ces substances produit des accidents qui commandent leur abandon définitif. En injection hypodermique, l'ergotine amène dès phlegmons au siège de la piqûre aussi pénibles que tenaces ; administrée par l'estomac pendant un long temps, comme on l'a fait beaucoup dans l'espoir de diminuer le fibrome, elle produit une intoxication profonde de l'organisme qui se traduit d'abord par une anémie particulière avec teint cachectique, essouflement, cardialgie et faiblesse allant jusqu'à l'impossibilité de marcher. J'ai pu voir plusieurs malades chez qui cet état a été très long à faire disparaître. J'en ai vu deux chez lesquelles un sphacèle de la peau de plusieurs orteils a fait redouter une de ces gangrènes des extrémités semblable à celles qui peuplaient les salles de chirurgie de nos hôpitaux de Lyon lors de l'épidémie de gangrène par le seigle ergoté qui sévit si cruellement en 1854. On devra donc réserver, au point de vue utérin, le seigle ergoté et l'ergotine pour réveiller la contractilité de l'utérus dans l'hémonorrhagie *post partum*, après extraction des caillots.

Fréquemment, la tumeur fibromateuse n'est pas formée d'une masse aussi homogène ; elle est constituée par des nodules interstitiels variables, par leur volume, leur densité, leur situation qui les fait saillir plus ou moins vers la face externe de la paroi utérine ou du côté de l'endothélium. Ces nodules sont tous encapsulés dans une enveloppe fibro-conjonctive qui les isole Souvent ils se pédiculisent, soit intérieurement, devenant ainsi de véritables polypes dont il est urgent de délivrer la malade à cause des hémorrhagies incessantes qu'ils produisent. Soit, au contraire, vers la face externe. Rien alors ne complique leur évolution, ils peuvent même se détacher et devenir flottants dans l'abdomen, sans autre retentissement que la gêne qu'ils peuvent causer passagèrement par compression. Enfin, les ilots de tissu utérin dans lesquels ils sont implantés peuvent subir une vascularisation exagérée, qui explique la persistance des pertes sanguines que l'envahissement par l'élément fibro-plastique seul aurait plutôt fait disparaître. Ce même tissu peut encore, par dégénération cirrhotique, devenir le point de départ de ces kystes nombreux qu'on rencontre parfois dans la tumeur, s'accompagnant d'une sensation de fluctuation assez nette, distribués par places, sans pertes rouges, comme dans la vascularisation exagérée. sans changement de volume à l'approche des règles.

En dehors des formes polypeuses, les nombreuses variétés des fibro-myomes sont justiciables des eaux bromo-chlorurées fortes qui en accomplissent la régression d'autant plus énergiquement que l'élément fibreux entre pour une moindre part dans leur structure en même temps qu'elles suppriment les hémorrhagies. La démonstration de cette affirmation est surabondamment faite par les cures de Kreusnack, de Salies, de Salins-du-Jura, aussi nombreuses qu'incontestables.

Il est cependant des cas rebelles où les accidents commandent une intervention chirurgicale qui doit être légitimée par le danger de la situation. L'incision abdominale, soit qu'on ait recours à l'hysterectomie, soit qu'on pratique l'ablation des annexes semble préférable parce qu'elle ouvre une plus large voie au champ opératoire et laisse mieux voir ce qu'on fait, qu'en outre elle permet au besoin un double drainage, l'un supérieur abdominal, l'autre à travers le canal génital, qui conjurent plus sûrement les accidents secondaires, en raison de la grande facilité de l'écoulement des liquides sécrétés.

L'énucléation des nodules n'a pas donné, même entre les mains des plus habiles, les résultats qu'on en avait espéré, et la plupart du temps l'ablation des ovaires et des trompes restera l'opération de choix, parce que dans les neuf dixièmes des cas au moins elle supprime les metrorrhagies et que d'ordinaire la tumeur s'atrophie d'ellemême ensuite. Mais il ne faut pas perdre de vue qu'avant de recourir à l'opération on doit, si c'est possible, essayer préalablement les autres moyens, comme le proclamait Bennett lui-même vers la fin de sa vie, quand il regrettait d'avoir retranché tant d'ovaires qui n'étaient pas stériles.

Les productions hétéromorphes soit de la muqueuse, soit du tissu utérin ont été sciemment passées sous silence. Les tumeurs malignes cancéreuses ou autres quelles qu'elles soient doivent rester du domaine exclusif de la chirurgie, qui doit intervenir le plus tôt possible pour conjurer la généralisation ; les attarder dans l'essai d'une autre médication sera toujours leur rendre un très mauvais service. L'excitation inhérente à la cure thermale même la plus sédative ne pourrait qu'activer la prolifération, l'ablation précoce reste le seul espoir.

Les affections du vagin et des organes externes méritent une mention particulière.

La vaginite infantile est beaucoup plus fréquente que ne le supposent les praticiens qui ne sont pas par position placés pour voir beaucoup d'enfants : elle consiste dans un écoulement de pus qui peut provenir d'une irritation de la muqueuse du vestibule, limitée par l'hymen ou s'étendant au delà. Les enfants qui présentent cette forme de catarrhe peuvent, contrairement à certaines idées courantes, être tenues avec la plus scrupuleuse propreté ; c'est à leur tempérament ultra-lymphatique qu'on doit en attribuer la cause ; d'autres symptômes, qui ne peuvent laisser aucun doute sur l'origine strummeuse de cette affection bénigne en réalité, mais qui préoccupe toujours les mères, se manifestent en même temps. A tous égards, ces enfants doivent bénéficier de la médication saline, qui modifiera l'état général et fera cesser ces manifestations.

On rencontre chez des femmes douées du même tempérament une variété de vaginite à sécrétion purulente très abondante dans laquelle les papilles de la muqueuse hypertrophiées émergent d'une épaisse couche de pus. Après une modification substitutive énergique, il faudra, pour vaincre la tenacité de cet écoulement qui constitue une·véritable infirmité, avoir également recours à la même médication générale aidée par les ablutions fréquentes, en se gardant des appareils à jet continu tel que celui de Maisoneuve ou autres qui, par leur pression, risque de pousser le pus dans la cavité du col ou du corps utérin. Les tampons vaginaux et les suppositoires suivis de lavages sans pression seront seuls mis en œuvre. La même médication locale sera également utilisée dans la vaginite sénile, dont l'écoulement séreux donne souvent lieu à des démangeaisons horriblement pénibles qui d'ordinaire cèdent aux antiseptiques. Lorsque ces démangeaisons sont accompagnées de quelques vésicules d'herpès ou d'eczéma soit du vagin, soit des grandes lèvres, elles peuvent, surtout à la ménopause, être d'origine diabétique et la cure par les eaux de Salins, probablement à cause du bromure qu'elles contiennent et de leurs propriétés analeptiques, guérit très fréquemment cette infirmité ; fait diminuer le sucre des urines ; le fait même disparaître si l'on a affaire à un diabète nerveux, sans amaigrissement progressif. Mais l'eczéma des parties génitales de la femme peut être dû à bien d'autres causes.

La plupart du temps c'est par la face interne des lèvres qu'il débute, s'étendant plus ou moins dans le vagin ou du côté de la peau, donnant lieu à des ulcérations quand les parties intéressées deviennent dures, tuméfiées, plissées, comme macérées par le *contact* continuel de la sécrétion ; le tourment que produisent alors ces démangeaisons et le sentiment de brûlure va souvent jusqu'à empêcher tout sommeil et rendre la vie intolérable.

Souvent un vaginisme produit par les gerçures augmente encore le supplice, qui peut aller jusqu'à susciter des idées de suicide, comme j'ai pu l'observer chez une pauvre malade à laquelle j'ai dû administrer d'abord force lavements laudanisés et bains tièdes légèrement phéniqués, avant de pouvoir pénétrer par dilatation progressive dans le vagin. Puis alors seulement : après obturation préalable du col utérin avec du coton boriqué, par des lavages phéniqués d'heure en heure j'ai pu rendre tolérable le bain salé et obtenir une guérison qui depuis deux ans ne s'est pas démentie en imposant à la malade, arthritique avérée, une hygiène alimentaire sévère, presque végétarienne et l'usage fréquent des drastiques.

Des poussées furonculeuses peuvent envahir la vulve et s'y reproduire avec ténacité. Les pulvérisations phéniquées en conjureront toujours la récidive ; à moins que ces éruptions soient non pas furonculeuses, mais formées d'ecthymas d'origine septique ou spécifique justiciables d'une médication spéciale, et concurremment d'une cure à Salins, dont les eaux sont si curatives dans les accidents mal définis de la période de transition et dans ceux de la période tertiaire.

En terminant ce travail, qu'il me soit permis d'affirmer que l'efficacité d'une cure balnéaire ne tient pas, comme beaucoup le pensent, à la minéralisation seule ; passé une certaine densité, l'absorption par la peau, qui n'existe que pendant la durée de l'état électrique de l'eau minérale à sa sortie de terre, diminue lorsqu'on établit de trop grands écarts entre les deux liquides qui sont interposés des deux côtés de la membrane endosmotique, c'est-à-dire entre l'eau du bain, la peau et le liquide de l'organisme. On obtient alors plus d'irritation de l'enveloppe cutanée, plus de courbature et un effet thérapeutique moindre. Mais il est difficile de résister à la tendance du public, qui s'imagine que plus il y a de sels dans un bain, plus énergiquement il doit agir, surtout quand on peut, comme à Salins, ajouter à l'eau de la source des eaux-mères à volonté; il est presque fatal que les prescriptions médicales soient outrepassées par le zèle des malades — il est donc de notre devoir de leur faire comprendre leur erreur.

J'espère avoir réussi à jeter quelque lumière sur les bienfaits qu'on doit demander à la médication thermale bromo-sodique d'un côté, à l'intervention chirurgicale de l'autre, dans les maladies de l'appareil génital de la femme. La part d'initiative qui revient au médecin hydropathe et celle du chirurgien en découle tout naturellement.

C'est pour subir un traitement balnéaire que ce dernier confie son malade à un confrère auquel il devra laisser le choix et la direction des procédés hydrothérapiques, de même que celui-ci s'abstiendra de toute initiative indépendante de la médication thermale, sauf entente préalable. Cette réciproque déférence est la base du respect professionnel de la bonne confraternité.

VICHY, IMP. A. WALLON

DU MÊME :

Inoculabilité de la Syphilis secondaire. — Paris, 1859.

Pleurésie avec Gangrène des extrémités sans embolies. — Mémoire à la Société des Sciences médicales. — Lyon, 1863.

Essai sur l'Alimentation dans les maladies aiguës. — Mémoire, 1866.

Essai critique sur le Rhumatisme blennorrhagique. — Mémoire à la Société de Médecine. — Lyon, 1867.

Etude clinique sur les suites de Couches. — Mémoire d'après les documents de la Maternité de la Croix-Rousse. — Lyon, 1869.

De la Médication bromo-sodique forte par les Eaux de Salins. — 1870.

Parallèle des Eaux salines de France et d'Allemagne. — 1871.

Note sur l'Endométrite pseudo-membraneuse traitée par les Eaux de Salins. — 1872.

Notice sur les Eaux de Salins. — 1875.

De l'emploi thérapeutique des Eaux-Mères de Salins.

Mémoire à la Société d'Hydrologie. — Paris, 1882.

De la Douche intempestive. — Mémoire à la Société d'Hydrologie, 1883.

Du Traitement de la Dysménorrhée, du rôle des Eaux de Salins dans la cure de cette affection et de la stérilité. — 1884.

Contribution au traitement des adénites strummeuses superficielles. — Mémoire lu à la Société de Thérapeutique, 1885.

Scrofule et Tuberculose, identité d'origine, conséquences thérapeutiques.